AF602686

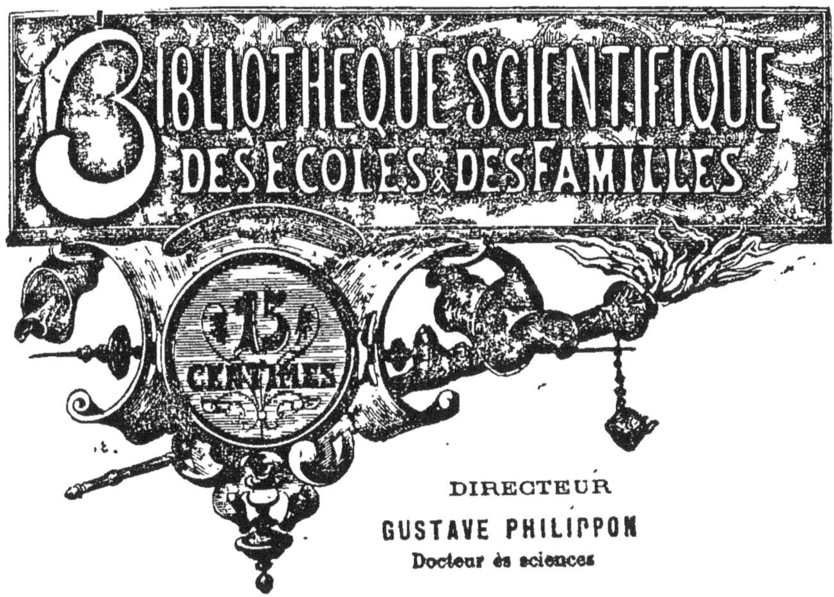

DIRECTEUR
GUSTAVE PHILIPPON
Docteur ès sciences

L'HYGIÈNE
DE
L'HABITATION

PAR

Le Docteur J. LAUMONIER

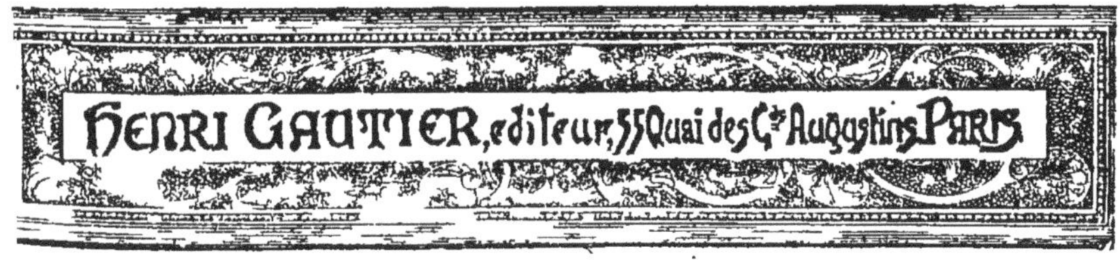

LIVRES DE RÉCRÉATION ET D'INSTRUCTION

A DIX ET QUINZE CENTIMES

NOUVELLE BIBLIOTHÈQUE POPULAIRE

A DIX CENTIMES

(*Couronnée par l'Académie française*)

Le volume : **Dix centimes.**

(Franco par la poste : 1 volume 15 centimes, 2 volumes 25 centimes)

EXTRAIT DU CATALOGUE DES CINQ CENTS VOLUMES EN VENTE.

Regnard : Voyage en Laponie (1 vol.). — *Le Père Didon* : Jésus-Christ (1 vol.). — *Sainte-Beuve* : La Grande Mademoiselle (1 vol.). — *Guy de Maupassant* : Trois Contes (1 vol.). — *Jules Lemaître* : L'Imagier (1 vol.). — *La Fontaine* : Voyage à Limoges (1 vol.). — *Cyrano de Bergerac* : Histoires comiques de la Lune et du Soleil (1 vol.). — *Shakespeare* : Hamlet (1 vol.). — *Jules Michelet* : En Italie (1 vol.).

BIBLIOTHÈQUE

DE

SOUVENIRS ET RÉCITS MILITAIRES

(*Honorée d'une souscription du Ministère de la Guerre*)

Le volume : **Quinze centimes.**

(Franco par la poste : 1 volume 20 centimes, 2 volumes 35 centimes.

Tous les volumes sont illustrés.

EXTRAIT DU CATALOGUE DES CENT QUATRE VOLUMES EN VENTE

D'Ulm à Austerlitz, par le Général baron Thiébault (1 vol.). — *Sébastopol*, par S. M. I. Alexandre III (1 vol.). — *Iéna, Eylau, Friedland*, par le Général baron Lejeune (1 vol.). — *La Grande Armée en Russie*, par le Général Rapp (2 vol.). — *La Bataille de Paris en 1814*, par Henry Houssaye (1 vol.). — *Sedan*, par le Commandant Rousset (1 vol.). — *Les Marins et les Corps francs en 1870-71*, par le Commandant Rousset (1 vol.). — *La Mort héroïque du Commandant Rivière*, par le lieutenant Duboc (1 vol.). — *L'Amiral Courbet en Extrême-Orient*, par le lieutenant Maurice Loir (1 vol.) — *Aux Grandes Manœuvres, notes d'un Réserviste*, par Paul Ginisty (1 vol.).

Voir aux pages suivantes de cette couverture la suite de nos collections à **10** *et* **15** *centimes.*

Le Catalogue complet de ces collections est envoyé gratis et franco à toute personne qui nous en fait la demande par lettre affranchie.

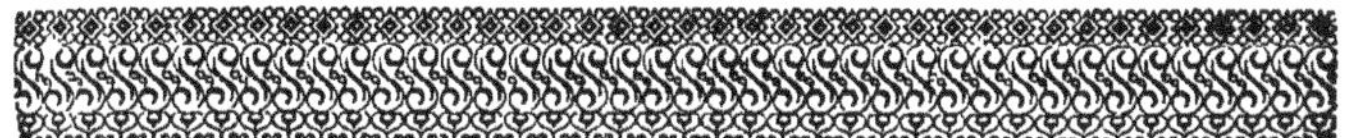

HYGIÈNE DE L'HABITATION

Par le docteur J. LAUMONIER

INTRODUCTION

COUP D'ŒIL SUR L'HISTOIRE DE L'HABITATION

L'habitation a pour but, comme le vêtement, de mettre l'organisme à l'abri des variations extérieures et surtout des variations météorologiques. L'homme, en effet, nu, démuni de la fourrure ou du plumage que possèdent certains animaux, doté de sang chaud, c'est-à-dire d'un corps à température constante sur lequel agissent les moindres changements du milieu ambiant, a cherché de très bonne heure à se protéger contre ces variations en se créant une sorte de milieu artificiel capable de maintenir les conditions favorables au fonctionnement de son économie. L'*hygiène de l'habitation* n'est donc pas autre chose que l'étude et la recherche des moyens propres à réaliser le plus complètement possible un tel milieu.

Mais si l'homme sentit dès le début la nécessité de se protéger contre les variations météorologiques, il ne se rendit compte que fort tard des règles qu'il doit observer pour que cette protection ne lui devienne pas d'un autre côté dommageable, par la respiration d'un air vicié par exemple, l'accumulation des produits toxiques de la combustion, l'encombrement et la malpropreté qui favorisent le développement des maladies contagieuses, etc. C'est de nos jours seulement que ces règles ont été à peu près connues et, malgré leur importance pour la santé humaine, on commence à peine à les appliquer dans la construction et l'aménagement des maisons.

Un rapide coup d'œil sur l'histoire de l'habitation va nous montrer la lenteur des progrès accomplis à cet égard.

En dehors de la grotte des Troglodytes et des Aléoutes, la hutte fixe ou mobile (la tente) est la forme de l'habitation la plus répandue chez les populations sauvages. On la retrouve à peu près partout, même de nos jours, dans la ruche de paille et les paillotes de l'Afrique noire, dans la case de bambou et de feuilles de palmier des tribus à demi-sauvages de l'Extrême-Orient, dans les palafittes de l'île de Pâques, la tente de peau des Indiens de l'Amérique, la tente de feutre des Mongols et des Kirghiz, la yourte des Vogules, des Samoyèdes et des Ostiaks.

Dans les pays chauds, cette forme est supportable, et les matériaux en sont faciles à trouver; il n'en est plus de même dans les régions septentrionales, où il faut faire du feu et ne pas laisser pénétrer l'air glacé du dehors. La première nécessité étant de se protéger contre le froid et la neige, la hutte ou la tente n'a que deux ouvertures très étroites, l'une en haut pour laisser partir la fumée, l'autre au ras du sol pour permettre à son propriétaire d'entrer ou de sortir. Aussi beaucoup de populations du Nord, obligées de vivre dans cette atmosphère épaisse, sont-elles affligées d'inguérissables ophtalmies. Dans nos contrées, la hutte n'eut qu'un temps : elle soustrayait trop imparfaitement les hommes aux influences météorologiques. Ceux-ci, d'ailleurs, ne faisaient guère alors qu'y reposer, car, enfumés et obscurs, ces primitifs logements ne permettaient pas à la famille de se constituer définitivement et aux relations sociales de s'établir d'une manière durable[1].

Il faut reconnaître, toutefois, que les conditions ambiantes imposent, au moins d'une manière générale, les matériaux et la disposition d'ensemble de l'habitation : la tente de peau dans les pays de chasse et de neige (Amérique du Nord, Sibérie), la hutte de paille, de feuilles et de branchages dans les régions chaudes à végétation luxuriante (Afrique, Indo-Chine, Australasie), la cabane de bois dans les contrées où les forêts abondent (Scandinavie, Russie, Canada); enfin la brique, l'argile séchée ou cuite, dans les plaines basses, limo-

1. J. Laumonier, *La Nationalité française*, t. Ier, p. 157.

neuses, où la pierre, qu'une civilisation plus avancée sait seule utiliser, fait défaut. En effet, c'est en Chaldée et en Assyrie que la brique apparut; on ne s'y servit que beaucoup plus tard, de même qu'en Egypte, de la pierre pour la construction des monuments, des palais et des temples. A ce propos, les visiteurs de l'Exposition de 1889 ont pu faire une remarque : c'est que les conditions ambiantes qui ont imposé jadis une forme générale à la maison sont si nécessaires qu'aujourd'hui encore, après des siècles écoulés et malgré la superposition des races, cette maison affecte, dans la même région, la même disposition qu'autrefois. Ainsi les maisons de Mossoul et de Bagdad ressemblent aux maisons chaldéennnes et assyriennes d'il y a trois mille ans, et la maison arabe moderne (à Tlemcem notamment) est le décalque fidèle de l'habitation du temps des premiers Pharaons (Wilkinson). De plus, suivant la remarque de Viollet-le-Duc, si les maisons des contrées méridionales ont des fenêtres rares et étroites, des ouvertures basses et tournées vers la cour, c'est que la température est élevée, l'air étouffant, la lumière aveuglante, tandis que, dans le Nord, les ouvertures sont nombreuses, larges, tournées vers la rue, vers l'espace, afin de laisser pénétrer dans la maison tout le possible de clarté et de chaleur solaire.

Les Grecs, qui élevèrent des monuments magnifiques, n'eurent, semble-t-il, qu'un souci médiocre de leurs habitations, composées de deux corps de bâtiment, dont le premier comprenait une cour, rafraîchie par des eaux jaillissantes ; assez vastes et aérées, ces maisons prenaient jour surtout par le toit et sur la cour, comme le permettait le climat très doux de la Grèce.

A Rome, les maisons, bien que disposées sur le même modèle, étaient plus somptueuses, comme le prouvent la maison de Lepidus à Rome et celle de Pansa à Pompéi. La cour ou *péristyle* s'ouvrait dans le second corps de bâtiment. Enfin, comme la densité de la population augmentait sans cesse, on chercha à gagner du terrain, non en largeur, mais en hauteur, en construisant des étages qui, d'après certaines ruines d'Herculanum, n'étaient élevés que sur l'*atrium* (ou premier corps). Sous les empereurs, le nombre des étages augmenta tellement que, pour parer à l'insalubrité qui en résultait, Auguste limita la hauteur des maisons à 70 pieds (31 mètres) et Trajan à 60 (18 mètres).

Les habitations de la Gaule romaine furent copiées sur les maisons latines; elles avaient aussi, d'après Grégoire de Tours, des étages, mais ces étages étaient en charpente, et le rez-de-chaussée en pierre. Au XIIe siècle, une transformation s'accomplit dont le trait principal fut le changement d'affectation de la cour intérieure. Auparavant, comme cela se faisait à Rome, les pièces prenaient jour sur cette cour; à partir de cette époque, elles donnèrent sur la voie publique, et la cour fut réservée aux usages domestiques. En outre, ces maisons, bien que répondant mal aux nécessités de l'hygiène, surtout à cause de l'accumulation des immondices, avaient cependant une qualité précieuse : elles étaient *personnelles*. « Elles étaient faites, dit Viollet-le-Duc, pour les habitudes de ceux qui les élevaient. Chaque besoin est indiqué par une disposition particulière : la porte n'est pas faite pour plaire aux regards des passants, mais pour celui qui entre dans la maison. La fenêtre n'est pas disposée avec un art symétrique, mais elle éclaire la pièce qu'elle est destinée à éclairer, et prend la dimension qui convient à cette pièce. L'escalier n'est point caché, mais apparent. La façade est abritée, si cela est nécessaire. La sculpture est rare, mais les planchers sont bons et solides, les murs d'une épaisseur suffisante. »

Jusqu'au XVIe siècle, les maisons gardèrent cette disposition générale, puis devinrent plus simples, perdirent même, sous Louis XIV, leur aspect pittoresque et leur allure changeante pour prendre un air sévère et maussade, avec leurs murs crépis, percés de fenêtres carrées, régulières, comme celles d'un hôpital. D'ailleurs, en même temps qu'elles s'uniformisaient, elles abandonnaient leur caractère individuel, devenaient collectives. Au lieu d'une famille dont elle était la propriété et qui la conservait, la maison abritait dix, vingt familles indifférentes qui s'y succédaient sans soigner ni aimer le vieux logis. De nos jours, surtout dans les grandes villes, la *maison à appartements* ou, comme disent cyniquement les actes notariés, afin d'exprimer sans doute qu'elle est faite pour rapporter de l'argent et non pour abriter les locataires, la *maison de rapport* revêt, à l'état aigu, ce caractère collectif et phalanstérien si défavorable, à cause de la promiscuité et de l'encombrement, de la disposition des locaux, de l'insouciance de tous, à la mise en pratique méthodique et continue des prescriptions de l'hygiène.

En effet, l'habitation, nous l'avons dit, doit créer un milieu artificiel où nous puissions remplir toutes nos fonctions physiologiques à l'abri des variations extérieures capables de les troubler. Ces variations sont chimiques ou physiques. Chimiques, elles affectent surtout le milieu respiratoire en modifiant sa teneur en oxygène, en gaz toxiques, en vapeur d'eau, en particules solides organiques ou minérales; physiques, elles se manifestent principalement par les écarts de température, la pluie, la neige, le vent, la foudre, etc. Pour parer à ces variations, il faut donc : 1° adapter la maison à sa fonction protectrice fondamentale, aux circonstances du milieu extérieur, assurer l'aération et l'assèchement du sol et des murs, 2° la ventiler convenablement, c'est-à-dire faciliter l'entrée de l'air pur et la sortie de l'air vicié par le jeu de nos poumons et les combustions ménagères; 3° la chauffer ou la refroidir suivant les saisons, sans modifier la composition normale de l'air; 4° l'éclairer, le jour au moyen d'ouvertures qui permettent l'accès de la lumière et de la chaleur solaires, la nuit par des procédés artificiels qui altèrent le moins possible la composition de l'air; 5° l'approvisionner d'eau pour faciliter les soins de propreté; 6° éloigner les immondices (poussières, détritus, eaux ménagères, excréments) qui sont un danger permanent d'infection; 7° enfin l'organiser et la meubler de manière à donner, tout en satisfaisant aux exigences légitimes d'un certain bien-être, le moins de prise possible aux fermentations et aux microbes pathogènes et à permettre l'application constante des nettoyages antiseptiques. Ce sont là autant de chapitres de l'hygiène de l'habitation. Nous ne pouvons ici qu'en passer très rapidement quelques-uns en revue, nous contentant de fournir les indications les plus utiles, non seulement parce que l'espace nous est mesuré, mais aussi à cause du but essentiellement pratique que vise ce petit livre.

CHAPITRE PREMIER

L'HABITATION ET LE MILIEU EXTÉRIEUR

Bien que l'habitation soit un milieu artificiel, nous ne pouvons cependant nous soustraire à l'ensemble des conditions physiques et chimiques pour lesquelles nous sommes faits et auxquelles nous sommes complètement adaptés. Ainsi la pression barométrique, la tension atmosphérique de l'oxygène sont des conditions indispensables que nous devons trouver dans l'intérieur de la maison aussi bien qu'à l'air libre. Il n'en est pas de même de la pluie, du vent, des variations considérables de la température, contre lesquels, au contraire, l'habitation doit nous protéger. Comme l'a dit le professeur Arnould : « Toute l'hygiène de l'habitation consiste à créer un milieu convenable où les intéressés puissent jouir de l'intégrité des propriétés chimiques et biologiques de l'air, à l'abri des variations physiques. »

L'habitation ne saurait donc être rigoureusement close. D'ailleurs, comme l'ont prouvé les expériences de Pettenkofer, les murs les plus épais, les matières en apparence les plus compactes laissent circuler l'air, les gaz et les vapeurs. Il en résulte que la maison participe directement au milieu général dans lequel elle est construite; et, en dehors de la composition sensiblement invariable de l'air, ce milieu dépend de conditions climatologiques et géologiques. Des conditions climatologiques, nous ne dirons rien pour le moment, puisque la maison a pour but de soustraire à leurs influences fâcheuses, mais les conditions géologiques nous intéressent au contraire grandement, puisque la maison tient au sol.

Le point principal, à cet égard, est la constitution pétrographique du sous-sol, car, de cette constitution, dépendent la masse et la hauteur de la nappe d'eau souterraine formée par les infiltrations. Evidemment, les variations météorologiques influent sur cette masse, qui baisse et diminue par les temps secs, augmente et monte par les temps pluvieux. Mais la nature, la direction, la pente des couches du sol agissent principalement sur l'écoulement ou la stagnation de la masse aqueuse. Quand cet écoulement est rapide, le terrain est vite asséché, et il n'est pas besoin d'user de moyens artificiels. Quand, au contraire, l'eau stagne, comme sur les lits d'argile, dans les fonds de vallée, les plaines basses avoisinant les marais, l'assèchement est impossible. Or, l'air humide est des plus malsains pour l'homme ; il ralentit ou arrête la transpiration cutanée et l'évaporation pulmonaire et devient ainsi la cause d'un grand nombre d'affections locales ou généralisées; en outre, il favorise les fermentations dont la plupart sont nuisibles par les gaz ou les produits toxiques qu'elles dégagent[1].

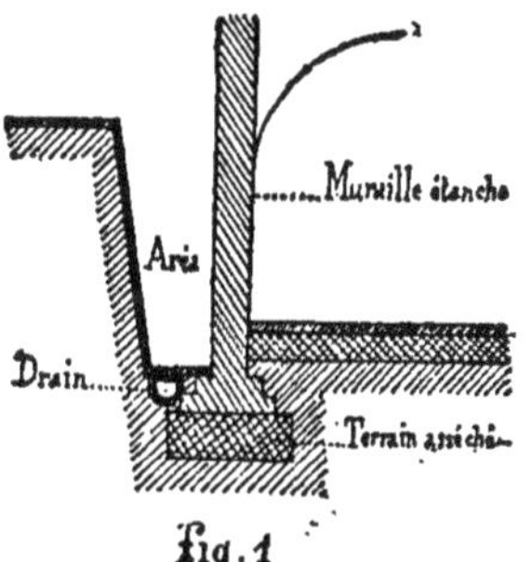

fig. 1

Devant ces réels dangers, il est de toute nécessité d'assécher les sols humides. Pour cela, différents moyens sont employés : les *drains*, analogues à ceux qu'utilise l'agriculture, et que l'on place assez profondément pour que les fondations ne les atteignent pas; le *blindage* et les *plaques d'isolation*, qui consistent à revêtir le sol des fondations de plaques d'asphalte comprimé, de bitume, d'ardoise ou de plomb, lesquelles peuvent, pour plus d'efficacité, remonter le long des murs. On peut encore obtenir l'assèchement en isolant la maison à l'aide d'un fossé étroit et profond, allant jusqu'aux fondations (c'est l'*area* des Anglais, fig. 1), ou bien en doublant le mur extérieur avec une seconde muraille faite de briques vitrifiées et percées de trous, dans lesquelles l'air circule (fig. 2). Quant aux caves, elles contribuent certainement à l'assèchement et à l'aération; mais leur air humide et imprégné des gaz du sol peut compromettre l'atmosphère des étages supérieurs. Il est donc bon, non de les supprimer,

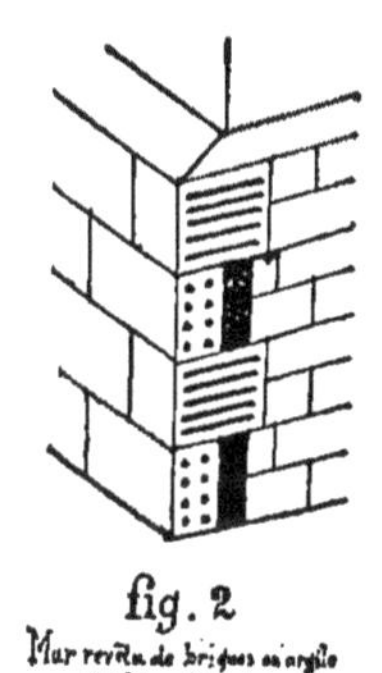
fig. 2
Mur revêtu de briques en argile vitrifiée. (Hamie)

1. Consulter, pour les fermentations, l'ouvrage de cette collection : les *Travaux de M. Pasteur*, par G. Philippon (nº 3).

comme le demande G. Nussbaum, mais de les mettre en rapport avec une cheminée d'appel qui les ventile énergiquement.

En résumé, la maison doit être construite sur un sol perméable à écoulement rapide et en pente douce, doué d'une exposition ensoleillée. Dans nos régions, l'exposition sud-est passe pour la meilleure, car elle évite les vents humides; on peut, d'ailleurs, la protéger contre les vents froids par un rideau d'arbres suffisamment épais et éloigné. Mais, en général, on trouve l'habitation toute faite; de plus, dans les villes, la position de la maison est imposée par les nécessités de la voirie. La proximité des autres habitations, l'agglomération de la population créent alors des conditions particulières qui constituent le *milieu urbain*.

Ce milieu est caractérisé par l'insuffisance de l'air. A la campagne, les quatre faces d'une maison sont exposées aux courants aériens. La constante perméabilité des murs et quelques précautions suffisent, en général, pour assurer une aération convenable. Dans les grandes villes, surtout à Paris, il en est tout autrement. Les maisons sont collées, serrées les unes contre les autres, et, si la façade principale donne sur la rue, d'ailleurs souvent trop étroite, l'arrière ouvre presque toujours sur une cour minuscule où le soleil ne pénètre jamais. L'aération est donc insuffisante, les gaz toxiques stagnent et s'accumulent, et comme l'habitant urbain vit beaucoup plus confiné que le campagnard, il n'arrive pas à compenser, par une oxygénation suffisante, les inconvénients de l'air malsain qu'il respire. De là cette chloro-anémie et tant d'autres maladies du même genre qui sévissent avec une si grande intensité dans les centres populeux. Il faut donc activer, à l'aide des moyens que nous indiquerons plus loin, l'aération des maisons et des appartements, qui a pour but non seulement de renouveler l'air, de chasser les gaz toxiques produits par la respiration, le chauffage, l'éclairage, etc., mais aussi d'éviter cette accumulation de poussières et de microbes qui n'est pas un des moindres dangers des milieux urbains.

Pour assurer à l'habitation une aération suffisante et un certain temps d'insolation directe, les règlements de police de quelques grandes villes, Paris, Lyon, etc., proportionnent la hauteur des maisons à la largeur des rues; c'est le principe des hygiénistes : « La largeur des rues doit être au moins égale à la hauteur des maisons ». Mais ce principe ne saurait être rigoureusement appliqué, attendu qu'il faut aussi tenir compte, avec A. Vogt et Plügge, du degré de latitude qui nécessite des voies d'autant plus larges qu'il est lui-même plus élevé. De son côté, M. E. Clément fait intervenir avec raison la valeur du degré actinométrique, c'est-à-dire l'intensité des rayons qui émanent du soleil, de l'atmosphère et aussi des objets terrestres. Il est évident, en effet, que le degré actinométrique n'est pas le même pour les jours de brouillard ou de pluie que pour les jours de ciel pur; c'est là un fait dont il faut tenir compte pour déterminer le temps d'insolation nécessaire aux habitations[1]. L'aération activant les oxydations organiques et l'insolation entravant les fermentations, nous dirons donc que la durée de l'insolation doit être d'autant plus longue (et par conséquent les rues d'autant plus larges, la hauteur des maisons restant la même) que le degré actinométrique est plus faible.

Cela nous amène à parler de l'orientation. Nous venons de voir, en effet, que l'habitation doit être ensoleillée; rien n'est plus facile à la campagne, mais non à la ville, où la maison n'a le plus souvent que deux façades, dont l'une, celle de l'arrière, est presque négligeable, donnant sur une cour. La question de l'exposition a donc ici son importance. L'orientation au nord assure une lumière égale, mais le soleil n'y pénètre jamais; elle ne saurait donc être recommandée pour le logement où l'on vit. Dans les rues méridiennes (sud-nord), l'exposition de la façade principale à l'est est bonne; il faut la préférer à l'exposition ouest, trop humide. Dans les rues équatoriales (est-ouest), un côté reçoit toujours le soleil, l'autre n'en a jamais. Cette dernière exposition (nord) est à éviter dans les pays septentrionaux, comme la première dans les contrées méridionales. Disons, en résumé, avec le professeur Arnould, que les pièces où l'on se tient le jour (cabinet de travail, par exemple) doivent être orientées de préférence au

1. J. LAUMONIER, L'indice de beau temps au point de vue de l'hygiène. (*Rev. des Sciences*, septembre 1889.)

sud-est, plus rarement au sud et surtout au sud-ouest; la chambre à coucher à l'est, la salle à manger, la cuisine, les cabinets d'aisances au nord.

La surface d'occupation est une autre question importante. Les hygiénistes allemands demandent que, dans les logements d'ouvriers, chaque individu dispose de 4 mètres carrés de surface, chiffre que nos règlements militaires accordent également à chaque homme dans la caserne. Cette surface est beaucoup trop faible. La commission anglaise de 1857 allouait déjà 9 mètres carrés à chaque soldat; nos nouvelles casernes vont jusqu'à 12 et 15 mètres carrés de surface bâtie ou non par tête[1]. C'est là un chiffre acceptable, car il assure un espace suffisant à l'individu.

De la construction hygiénique des maisons, nous ne pouvons rien dire ici. Nous nous contenterons de recommander l'emploi, pour les murs extérieurs, de matériaux peu hygroscopiques, mais perméables aux gaz et facilitant ainsi la ventilation, et, pour les murs de refend et les cloisons intérieures, de matériaux imperméabilisés qui limitent l'échange, surtout dans les maisons à étages, des produits toxiques. Il faut préférer la pierre grenue et la brique au bois, qui est lourd, hygroscopique, recueille les parasites et peut devenir le siège de fermentations. Ungefug et Poleck attribuent certains cas d'*actinomycose* (tumeur des mâchoires) aux spores d'un champignon qui vit dans le bois des conifères du nord. Cependant, le bois, mauvais conducteur de la chaleur, est employé pour les planchers et parquets. On doit alors, à cause des fentes qui s'y produisent et par où s'insinuent la poussière et les détritus organiques, combler soigneusement les *entrevous* (espace intermédiaire entre le plancher d'un étage et le plafond de l'autre) avec des mélanges absorbants et aseptiques (mousse de laitier). Le fer n'est pas toujours d'un bon emploi à cause de sa sensibilité aux variations de température. Quant au toit, il doit être à double pente dans les pays pluvieux, pour favoriser l'écoulement, et dans les régions de neige pour empêcher l'effondrement. Dans les contrées méridionales où la précipitation est minime, on peut avoir des toits en terrasse, à pente faible. Le meilleur revê-

1. Arnould, *Éléments d'hygiène*, 2e édit., p. 551.

tement est l'ardoise ou la tuile plate. Le revêtement métallique est loin d'être satisfaisant à cause de sa conductibilité pour la chaleur. On peut aussi utiliser la toiture pour la ventilation à l'aide d'un surtoit (fig. 3).

Disons, pour terminer ce chapitre, que les caves et les greniers sont indispensables à la bonne aération de la maison, mais qu'ils ne doivent jamais être habités ; il en est de même des sous-sols et des combles. Dans les maisons particulières, il est bon de réserver le rez-de-chaussée aux relations extérieures (salle à manger, salon), les étages à la famille et à soi-même (chambre à coucher, cabinet de travail). Il est bon aussi d'éloigner, si cela est possible, la cuisine et surtout la buanderie et les communs de l'habitation. Nous, parlerons des cabinets d'aisances au chapitre VI.

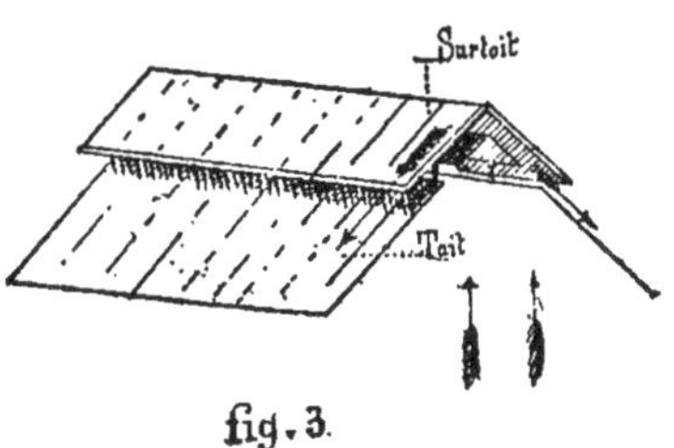

fig. 3.

CHAPITRE II

VENTILATION

L'habitation constitue, pour ceux qui y séjournent, un milieu respiratoire. Or, l'air qui y est enclos subit diverses altérations qui le rendent plus ou moins impropre à ses fonctions biologiques.

Les principales causes de ces altérations sont :

1° La respiration. En effet, d'après Vierordt, un adulte produit en 24 heures 443 litres ou 847 grammes d'acide carbonique ; de plus, une grande quantité de vapeur d'eau et une substance toxique dite *poison pulmonaire.*

2° Les fonctions de la peau. La sueur contient un peu d'acide carbonique et beaucoup d'eau qui se vaporise et tend à produire la saturation de l'air ; les matières sébacées, la desquamation, les crachats sont des produits éminemment fermentescibles;

3° Les fonctions digestives, en raison des gaz qui s'échappent par les deux extrémités, gaz plus ou moins nocifs comme l'ont prouvé les expériences de Mantegazza;

4° Les poussières en suspension, les odeurs ménagères, le séjour des immondices et des matières putrides ou excrémentielles;

5° L'éclairage et le chauffage dont tous les modes versent dans l'air des vapeurs et des gaz souvent très dangereux.

6° Enfin les êtres qui vivent avec nous, chiens, chats, oiseaux, plantes. Tous dégagent de l'acide carbonique et des odeurs. Les plantes compensent le jour cet inconvénient par un dégagement plus intense d'oxygène, qui n'a pas lieu dans l'obscurité. Aussi les incrimine-t-on beaucoup, quoique alors elles ne produisent guère plus d'acide carbonique qu'une veilleuse. Néanmoins, quand elles sont en grande quantité et très odorantes, elles peuvent quelquefois provoquer la narcose.

Ces différentes causes rendent, avons-nous dit, l'air impropre à la respiration [1]. Mais de quel volume d'air un homme doit-il disposer pour être dans des conditions hygiéniques acceptables? Ce *cubage de place*, si important pour la santé, est un facteur totalement négligé par les propriétaires des *maisons de rapport* qui ne cherchent qu'à entasser des locataires sans se préoccuper le moins du monde s'ils pourront seulement respirer.

La grande hauteur d'une pièce n'est pas très importante pour le cubage de place. 4 à 5 mètres de hauteur sont suffisants; il faudra alors 7 à 8 mètres carrés de surface par tête. On aura ainsi 32 mètres cubes d'air par personne, ce qui est acceptable, même pour les habitations collectives. Dans un ménage, la chambre à coucher, qui est, à l'égard du cubage de place, la pièce la plus importante, devra offrir 4 mètres dans toutes les dimensions, ce qui fait en tout 64 mètres cubes ou 32 mètres cubes par tête. Mais s'il survient un enfant qui partage la pièce, le cubage ne sera plus suffisant. D'ailleurs,

1. Voyez, pour les détails, l'ouvrage de cette collection : *Hygiène du chauffage et de l'éclairage par M. Gréhant* (n° 21).

par le simple jeu de ses poumons, l'homme altère rapidement la composition du volume d'air qui lui est départi. Ainsi une seule personne, respirant dans une pièce de 200 mètres cubes, produit assez d'acide carbonique pour que, au bout de 2 heures et demie, la proportion de ce gaz soit de 7/10000 dans l'atmosphère au lieu de 3 à 4/1000 (chiffre normal). Ce chiffre de 7/10000 est ce qu'on appelle la *limite de viciation*. Au delà, il faut de toute nécessité ventiler, c'est-à-dire amener de l'air pur. Comme on ne connaît pas encore le procédé de ventilation qui assure l'expulsion de tout l'air vicié et son remplacement par de l'air pur, on se contente de diluer l'air vicié, de *renouveler l'air*. Pour déterminer la valeur du renouvellement de l'air, il faut tenir compte de la capacité des locaux, comme le demande M. Layet, de la nature de l'air introduit (l'air urbain dilue moins que l'air de la campagne parce qu'il est déjà plus ou moins souillé), du milieu qu'il faut aérer (hôpitaux, casernes, ateliers, écoles, etc...) et enfin de la quantité de l'air évacué, qui doit être un peu inférieure à celle de l'air introduit. Le tableau suivant du général Morin, reproduit par M. Arnould, donne les chiffres par tête et par heure.

Hôpitaux à maladies ordinaires	60	mèt. cub.
Hôpitaux à maladies épidémiques	150	—
Prisons	50	—
Ateliers ordinaires	60	—
Casernes, le jour	30	—
Casernes, la nuit	50	—
Théâtres	50	—
Écoles d'adultes	25 à 30	—
Écoles d'enfants	12 à 15	—

C'est la ventilation qui produit le renouvellement de l'air. Cette ventilation se fait par *appel* ou par *pulsion*. Nous insisterons sur la première et surtout sur la *ventilation naturelle*.

La ventilation naturelle s'effectue grâce à la différence entre la température intérieure et celle du dehors ; elle s'exerce par la porosité des parois, les joints des portes et des fenêtres et les cheminées. Elle est *artificielle* quand on active l'appel d'air en utilisant soit le vent, soit le chauffage, soit les ventilateurs à aube.

La ventilation par les parois est sensible (surtout quand

il fait du vent) sans être considérable, pourvu que les murs ne soient pas recouverts d'un enduit imperméable; on peut accroître et régler l'aération par les fenêtres à l'aide d'un *moulinet à vent* (et souvent à musique) que l'on fixe au carreau. Quant à l'appel d'air par le vent, il est fondé sur ce principe que tout courant détermine dans une colonne d'air immobile dont il s'éloigne, une raréfaction qui l'entraîne dans le même sens que ce courant (Arnould). On fait de ce procédé une application excellente sur les navires et les trains en marche, mais non aux habitations, car ce procédé, supposant l'existence du vent, ne peut fonctionner régulièrement. Les principaux appareils d'appel par le vent sont le chapeau ventilateur, le capuchon de tirage et la cape à vent (Windkappe) (fig. 4); tous évacuent l'air vicié, mais admettent que le renouvellement se fera par ventilation naturelle.

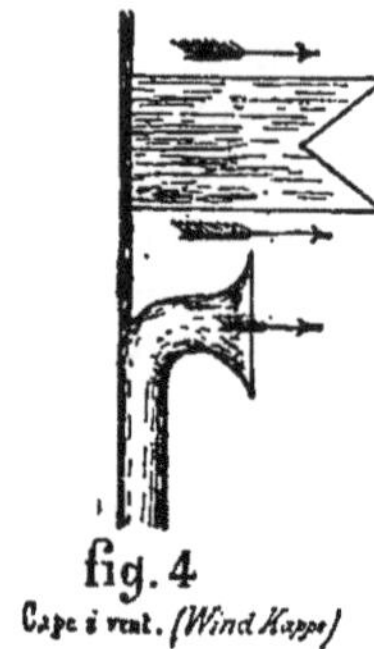

fig. 4
Cape à vent. (Wind Kappe)

La ventilation par la cheminée est beaucoup plus efficace, surtout en hiver, où la chaleur du foyer provoque un appel d'air énergique. En effet, 1 kilogramme de bois, en brûlant, évacue 100 mètres cubes par heure. Comme l'a montré le général Morin, cette évacuation se produit encore, même quand il n'y a pas de feu, à la seule condition que la température intérieure soit plus élevée que la température extérieure. Dans le cas contraire, il y a, non évacuation, mais pénétration, et la cheminée devient gaine d'introduction; on peut remédier à cet inconvénient et provoquer en tout temps l'appel d'air en entretenant, dans la gaine ordinaire d'évacuation, un bec de gaz allumé par exemple. Toutefois, pour faire de la cheminée un bon appareil de ventilation, il faut lui fournir une quantité

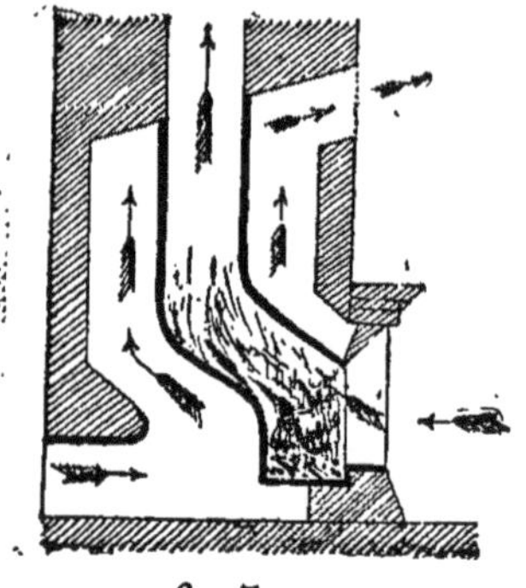

fig. 5

d'air équivalente à celle qu'elle évacue. Dans ce but, les larges ventouses sont bonnes, mais refroidissent trop la pièce en hiver. On emploie de préférence un système, dit Douglas-Galton, dont la figure ci-contre (fig. 5) peut donner une idée. Comme on le voit, l'air extérieur pénètre dans une gaine qui entoure le foyer et est versé obliquement, à hauteur du plafond, dans la pièce à ventiler ; comme il passe trop vite dans la gaine pour s'échauffer beaucoup, il a une densité plus forte que l'air vicié et chaud et tend à diffuser et à descendre. La bouche de débit doit être munie d'un *registre* pour que l'on puisse constamment régler le courant. Ce système est avantageux, car il utilise une partie de la chaleur déperdue par la cheminée; c'est donc aussi un mode de chauffage; mais d'autre part il ne constitue qu'un mode de ventilation assez médiocre.

Les différents procédés ci-dessus sont fondés sur le tirage des cheminées. Ce tirage est la conséquence de la différence de densité de l'air aux diverses températures. L'air chaud monte, et monte d'autant plus vite que l'élévation de température dans la cheminée est plus considérable. Par conséquent, plus la cheminée est haute, plus la différence de pression est considérable, plus aussi le tirage est fort. C'est pourquoi les hautes cheminées d'usine ont un tirage très puissant ; c'est pourquoi aussi les cheminées des étages inférieurs tirent d'habitude mieux que celles des étages supérieurs. Toute cheminée qui fume est mal construite, en communication avec d'autres ouvertures qui déterminent des contre-courants plus forts, etc.

La ventilation par *appel mécanique* se fait dans les mines et les usines où il est urgent d'évacuer immédiatement les poussières et les gaz dangereux qui se produisent. On emploie des ventilateurs à aube, mis en mouvement par une machine à vapeur. La ventilation par *propulsion* se fait également à l'aide de moteurs à aube ; mais, au lieu d'évacuer l'air vicié, ils se contentent d'introduire de l'air pur ; c'est là leur grand inconvénient. A l'hôpital Tenon, on a réuni l'appareil à propulsion à un appareil d'évacuation et on obtient ainsi, paraît-il, un renouvellement de 100 mètres cubes par heure et par lit.

En résumé, il faut préférer la ventilation par appel. Les

fenêtres à châssis mobile et à vitres basculant isolément, pour le remplacement de l'air, — les chapeaux ventilateurs, les cheminées à large entrée et à fort tirage, pour l'évacuation de l'air vicié, suffisent dans la plupart des habitations particulières.

CHAPITRE III

CHAUFFAGE ET RÉFRIGÉRATION

L'habitation subit sensiblement les mêmes variations de température que le milieu extérieur; comme ces variations influencent le fonctionnement physiologique, il faut y parer par le chauffage quand la température s'abaisse, par la réfrigération quand elle s'élève trop.

1° Le chauffage, ou moyen d'élever artificiellement la température, doit répondre, pour être satisfaisant, à certaines conditions.

a) *Température la plus favorable à la vie humaine.* Elle varie avec les individus et les races. Wolpert demande, en Allemagne, 18 à 20° pour les locaux de séjour, 12 à 16° pour les chambres à coucher, 16 à 19° pour les salles d'école et de cours. Bouchardat admet, pour la France, des températures inférieures de 2° en moyenne. Mais ce n'est là qu'une indication. Des gens frileux grelottent dans des pièces où des pléthoriques sont congestionnés. C'est un des avantages des cheminées à feu nu de permettre à chacun, par son éloignement mesuré du foyer, de se chauffer au degré qui lui convient le mieux.

b) *Température égale et continue* dans le temps et l'espace. Elle est impossible à obtenir et peut-être n'y a-t-il là qu'un inconvénient médiocre, pourvu que les écarts de la température soient faibles. Comme les murs, les planchers, les meubles emmagasinent la chaleur, que l'homme lui-même dégage environ 170 calories par heure, le mieux, si l'on n'a pas à rester trop longtemps dans une pièce, est de la chauffer énergiquement *avant* d'y pénétrer et de laisser ensuite le feu se ralentir. Dans le chauffage par les cheminées, la température décroît avec la distance; dans le chauffage par l'air chaud ou l'eau, il se produit une circulation régulière en dehors de laquelle la température est plus basse. D'ailleurs il se forme, au voisinage des fenêtres, une nappe froide qui ne diffuse que très peu (fig. 6). Le système Geneste-Herscher combat partiellement cet inconvénient.

c) Maintien des propriétés physiques de l'air et spécialemen d'un degré convenable d'humidité. On admet d'habitude que l'air des habitations doit être à demi-saturation (72° de l'hygromètre à cheveu). Or le degré de saturation de l'air (quantité de vapeur d'eau qu'il peut contenir) est d'autant plus élevé qu'il est plus chaud. De là un grave inconvénient du chauffage à l'air chaud. L'air amené à 30° par exemple est à demi-saturation; mais, en se refroidissant à 18°, il devient à saturation ; l'eau se condense et ruisselle. C'est ainsi que le chauffage par l'air chaud peut favoriser le développement des micro-organismes. Le chauffage par rayonnement n'a pas ces inconvénients et n'altère en rien les propriétés physiques de l'air.

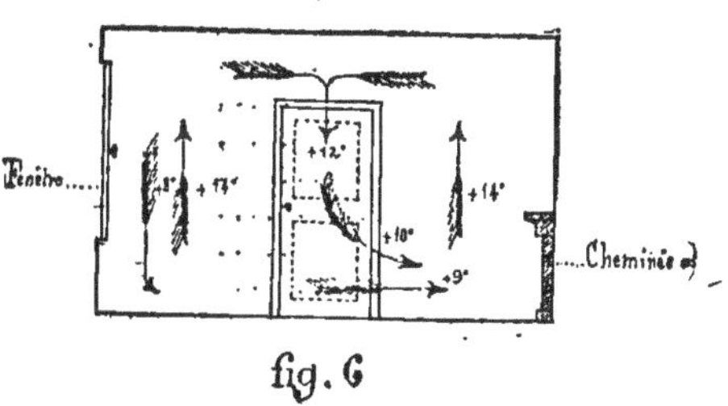

fig. 6

d) Maintien de la composition normale de l'air. Cette condition est difficilement réalisable. Le chauffage produit en effet presque toujours des poussières et des gaz toxiques (acide carbonique, oxyde de carbone, acide sulfureux, hydrogène sulfuré, ammoniaque, quelquefois un peu d'acide cyanhydrique). Pour l'examen de ces gaz et de leur action toxique, nous renvoyons au volume (21 de cette collection) où le professeur N. Gréhant étudie ces questions avec sa compétence toute spéciale. Disons seulement, d'une manière générale, que le meilleur préventif contre les impuretés que le chauffage peut verser dans l'air est d'assurer la combustion complète des matériaux de chauffage et la rapide évacuation des produits de cette combustion (voir chapitre 2).

e) Economie. C'est là une question très importante que nous ne pouvons cependant traiter ici, car elle nous entraînerait trop loin. Nous donnerons cependant, à titre de renseignement, le pouvoir calorifique et le prix de 1 kilogramme des principaux matériaux de chauffage, d'après M. Arnould :

		CALORIES	PRIX
Bois moyen à 30 0/0 d'eau (par kilogr.)		2.500	0 fr. 048
Charbon de bois..........	—	7.000	0 — 18
Houille....................	—	8.000	0 — 048
Coke de gaz..............	—	6.000	0 — 072
Agglomérés..............	—	8.000	0 — 048
Briquettes perforées......	—	6.000	0 — 053
Charbon de Paris........	—	6.000	0 — 12
Pétrole brut..............	—	10.000	0 — 15
Pétrole raffiné............	—	10.000	0 — 60
Gaz d'éclairage...........	(par m. c.)	7.000	0 — 30

Quel est le meilleur mode de chauffage? Si l'on remarque, avec H. Fischer, que le chauffage doit principalement viser à empêcher l'homme de se refroidir, que l'air frais est agréable et stimulant, tandis que l'air chaud étouffe ou épuise, on accordera la prééminence au chauffage par rayonnement, dont M. A. Vogt a montré, par des calculs ingénieux, les multiples avantages. Pour les locaux habités en permanence, E. Trélat demande que l'on associe le chauffage des murailles par une circulation d'eau chaude, au chauffage par la cheminée qui contribue puissamment à la ventilation.

En raison de ce qui précède, nous n'examinerons pas les différents et si nombreux systèmes de chauffage (voir la brochure, déjà citée, du professeur N. Gréhant) et nous dirons seulement un mot des cheminées. Ce sont des appareils ouverts où l'on peut allumer un foyer dont la fumée et les produits de combustion s'échappent par le tuyau qui les surmonte. Elles ont de nombreux inconvénients : 1° les cheminées ne chauffent que les personnes qui en sont tout près et seulement la partie tournée vers le foyer ; mais de cet inconvénient ressort cet avantage que des gens inégalement frileux peuvent ainsi trouver la température qui leur convient, beaucoup mieux que quand la pièce est chauffée à un degré fixe par l'air ou l'eau ; — 2° elles perdent 90 0/0 de la chaleur produite par la combustion ; pour remédier à cette perte, on peut avancer la cheminée au milieu de la chambre ; — 3° elles consomment cinq fois autant de combustible que les poêles pour produire un même résultat ; c'est leur plus sérieux désavantage ; — 4° enfin elles fument ; ce dernier inconvénient est grave, mais les remèdes en sont bien connus ; malheureusement, les fumistes et les propriétaires semblent se donner le mot pour ne jamais faire que la moitié de ce qu'on leur demande, ce qui conduit à un résultat illusoire.

Ces inconvénients sont compensés par de grands avantages. D'abord les cheminées chauffent par rayonnement, ce qui est, comme nous l'avons vu, le meilleur mode de chauffage ; ensuite, quand elles tirent bien, elles n'altèrent pas la composition de l'air et mettent à l'abri des empoisonnements et des asphyxies ; enfin elles donnent une sensation de chaleur douce et agréable, notamment sur les parties nues et procurent une vue réjouissante ; la flamme égaie et ranime, comme le savent tous ceux qui travaillent, en hiver, seuls et longtemps. Il est donc facile de comprendre pourquoi, en France, nous préférons encore, aux poêles horribles et si tristes, le chauffage par la cheminée, le beau feu flambant, dont le seul inconvénient sérieux est de n'être guère accessible, dans les grandes villes, qu'aux gens riches.

2° La réfrigération, opération inverse du chauffage, est rendue nécessaire, soit par l'élévation de la température extérieure, soit par le surchauffage que produisent parfois les poêles, soit par la nature des opérations industrielles (gazage des fils de coton). Dans les maisons particulières, on se borne d'habitude à fermer les persiennes, les fenêtres et les rideaux du côté du soleil, pendant les jours d'été, et, inversement, à les ouvrir pendant la nuit. Ce moyen est suffisamment efficace quand il ne s'agit que de combattre l'excès de la température extérieure. Fuchs a montré qu'on peut aussi obtenir un abaissement moyen de 7°. Une ventilation énergique, comme celle que l'on pratique dans les pays chauds, augmente encore la réfrigération. L'arrosage peut aussi rendre quelques services (il est cependant impraticable sur les planchers), car, ainsi que le remarque M. Arnoult, il arrête, en raison de la vaporisation de l'eau, l'élévation de la température. Si la réfrigération est rendue nécessaire par le surchauffage, il faut ouvrir une porte donnant sur une pièce moins chaude ou un couloir clos, et jamais, comme on le fait souvent, une fenêtre, car la brusque arrivée d'un courant d'air très froid peut déterminer des accidents graves. Quant à la réfrigération de certaines usines, on l'obtient en faisant traverser à l'air de ventilation, soit des lames, des pluies, des pulvérisations d'eau froide, soit des mélanges réfrigérants, ou bien en employant l'appareil à circulation froide de Diétrich.

CHAPITRE IV

ÉCLAIRAGE

L'éclairage est une des conditions essentielles de l'habitation; aussi ne saurait-on dire de quelle importance ont été, pour le progrès général, la découverte et l'utilisation du verre qui permet à la maison de rester, tout en étant close, constamment claire; dans ce même but, l'homme n'a su employer que plus tard l'éclairage artificiel.

1° La source unique de l'éclairage naturel est le soleil, dont on peut recevoir la lumière directement, par diffusion ou par réflexion. La lumière *réfléchie* ou *morte* (E. Trélat) est mauvaise, louche et ne jouit pas des propriétés physiologiques de la lumière directe; elle est cependant fréquente dans beaucoup de grandes villes, à cause de l'étroitesse des rues et de la hauteur des maisons. La lumière *diffuse* est douce et constamment égale et convient aux écoles, ateliers, laboratoires, etc. Malheureusement on ne l'obtient que par l'exposition au nord. Or les rayons solaires ont une puissante et bienfaisante action; d'une manière générale, ils favorisent la nutrition et le développement, activent les oxydations et la fonction chlorophyllienne, et entravent les fermentations dont beaucoup ne se produisent que dans l'obscurité. L'exposition à la lumière directe est donc nécessaire à la salubrité de l'habitation, mais l'orientation au midi est loin d'être indispensable; on préfère dans nos régions l'est et le sud-est et même le nord-est.

Pour jouir d'un bon éclairage naturel, il faut d'abord un espace vide suffisant devant la maison pour que, même aux jour les plus courts de l'année, le soleil vienne directement frapper la façade, et en second lieu des baies, des fenêtres qui permettent aux rayons lumineux de pénétrer jusqu'au fond de la pièce. E. Trélat a montré qu'à cet égard les fenêtres hautes et étroites sont bien préférables aux fenêtres larges et basses comme l'indique le tableau suivant, dont les chiffres s'appliquent à une chambre de 5 mètres de profondeur et 3 mètres de hauteur.

	HAUTEUR	LARGEUR	SURFACES			Volume traversé par la lumière.
			De la baie d'éclairage.	Du plancher éclairé.	Du mur éclairé.	
Baie étroite et basse.	2m	1m, 20	2mc,40	4mc,20	0mc.	1mc,71
Baie basse et large.	2	1m, 80	3mc,60	5mc,40	0mc,06	3mc,80
Baie haute et étroite.	3	1m, 20	3mc,60	8mc.	0mc,36	8mc.

Partant de ce principe, Baumeister demande 1 mètre carré de fenêtre par 30 mètres cubes de capacité de la pièce à éclairer; le professeur Arnould, plus exigeant, veut 1 mètre carré de fenêtre par 20 mètres cubes de capacité. De telles fenêtres exposent aux ardeurs du soleil. Pour se protéger contre elles, il faut des persiennes à lames mobiles, s'inclinant sur leur axe, et pouvant s'appliquer exactement contre la muraille, — des stores manœuvrant comme certains rideaux de théâtre, par en haut et par en bas, et enfin des rideaux, — non de lourdes tentures qui arrêtent l'air et la lumière et récoltent les poussières et les microbes, — mais de simples morceaux de mousseline.

2° *L'éclairage artificiel* est obtenu par la combustion vive du gaz, des huiles, pétroles, essences, cire, suif [1], etc. Cette combustion dégage de la chaleur et produit de l'acide carbonique, de la vapeur d'eau, etc. Elle peut donc agir, non seulement sur l'organe de la vue, mais aussi sur la respiration et la santé.

La chaleur produite par cette lumière est absorbée par

1. Nous ne parlerons pas ici de la lumière électrique, question qui a été traitée, dans cette collection par M. *E. Dumont*. (*L'éclairage électrique*, n° 15.)

les milieux réfringents de l'œil, la cornée, l'humeur aqueuse ; les tissus profonds en ressentent peu l'influence; elle peut néanmoins produire l'irritation des paupières et de la cornée. On combat ce danger par l'emploi des verres cylindriques presque imperméables aux rayons chauds lumineux et qui, en outre, par suite de leur tirage, assurent la combustion parfaite des gaz de la flamme. Pour augmenter cette action, Schuster et Baer recommandent d'user de deux verres cylindriques, entre lesquels l'air peut circuler. Pour les *lampes de travail*, Fischer teinte légèrement en bleu le cylindre extérieur. Les globes atténuent aussi l'intensité de la lumière et arrêtent les rayons chauds offensifs pour l'œil. Au point de vue de la chaleur, la plus dangereuse des lumières artificielles est le gaz d'éclairage. Aussi est-il ordonné, dans les écoles, de placer les becs à 1 mètre au-dessus de la tête des enfants; mais l'intensité lumineuse diminue alors comme le carré de la distance (H. Cohn). Une trop grande intensité présente d'ailleurs de graves inconvénients et peut amener de sérieuses affections (cécité des neiges, ophtalmies électriques). Il faut employer, dans ce cas, des verres colorés, des globes dépolis, des abat-jours, qui empêchent l'œil de voir directement la source de lumière.

L'insuffisance d'éclairage n'est pas moins redoutable. « Il est remarquable que l'acuité visuelle baisse beaucoup plus vite, par suite de mauvais éclairage, chez les myopes que chez les individus à vue normale. Cohn a démontré du reste que, dans ces conditions, l'action du muscle accommodateur détermine une tension du fond de l'œil et une congestion qui amènent la myopie ou l'augmentation chez les personnes déjà myopes, par l'allongement progressif antéro-postérieur du globe de l'œil. » (Arnould.) On peut combattre l'insuffisance à l'aide de réflecteurs opaques, blancs à l'intérieur, qui concentrent et utilisent les rayons lumineux qui se déperdraient autrement sur le plafond et les murs.

L'éclairage artificiel produit aussi des gaz, de la vapeur d'eau, des particules de charbon, etc. Pour l'étude de ces produits et gaz toxiques, nous renvoyons, comme nous l'avons déjà fait, au travail du professeur, N. Gréhant. Nous y renvoyons également pour tout ce qui concerne les appareils et systèmes d'éclairage. Voici cependant deux remarques qui ont leur importance. On ne se préoccupe peut-être pas assez de la vapeur d'eau produite par l'éclairage, qui contribue à saturer l'air et à le rendre étouffant ; la ventilation n'est pas moins utile dans ce cas que pour diminuer la proportion d'acide carbonique que l'éclairage artificiel verse dans l'atmosphère des appartements. En second lieu, l'éclairage électrique peut produire, en dehors des ophtalmies, divers accidents graves, notamment le coup de soleil électrique (Terrier) et la fulguration (Grange). Le tableau suivant d'Erismann, emprunté à M. Arnould, donne quelques indications sur les divers modes d'éclairage artificiel.

Pour un éclairage égal à celui de 100 bougies (normales), à l'heure, il faut.......... MATÉRIAUX D'ÉCLAIRAGE —	QUANTITÉ	PRIX centimes	PRODUITS DE L'ÉCLAIRAGE Eau Kilog.	CO2 m. c.	Chaleur calories.
Electricité :					
Arc voltaïque .... (cb)	0,09 à 0,25	0,7 à 15,4	0	0	57 à 158
Par incandescence... id.	0,46 à 14,9	18,5 à 18,6	0	0	290 à 536
Gaz d'éclairage :					
Lampe récupératrice. (mc)	0,35 à 0,56	7,9 à 12,6	»	»	1,500
Brûleur d'Argand.... id.	0,8 à 2	18	0,86	0,46	4,860
Brûleur à 2 trous.... id.	2 à 8	45	2,14	1,14	12,150
Pétrole :					
Grand brûleur rond.. (kil)	0,28	6,25	0,37	0,44	3,360
Petit brûleur plat.... id.	0,60	13,5	0,80	0,95	7,200
Huile solaire :					
Lampe Schuster et Baer. id.	0,28	6,7	0,37	0,44	3,360
Petit brûleur plat.... id.	0,60	14,2	0,80	0,95	7,200
Huile de Colza :					
Lampe Carcel........ id.	0,43	51,6	0,52	0,61	4,200
Lampe d'étude........ id.	0,70	84	0,85	1	6,800
Paraffine .... id.	0,77	174	0,99	1,22	9,200
Cire .... id.	0,77	385	0.88	1,18	7.960
Stéarine .... id.	0,92	207,5	1,04	1,30	8,940
Suif .... id.	1	200	1,05	1,45	9,700

CHAPITRE V

APPROVISIONNEMENT D'EAU

L'eau, dans la maison, sert à une foule d'usages : boissons, cuisson des aliments, soins de toilette, lessivage, bains, cabinets d'aisances, boissons des animaux, nettoyage des voitures, des chevaux, des écuries, arrosage, etc. La quantité d'eau disponible doit donc être assez considérable. Parkes l'estime comme il suit, par personne et par jour :

Eau de boisson	2 litres.
Cuisson des aliments	3,5
Toilette corporelle	22,5
Entretien de la maison	13,5
Lessivage	13,5
Bain (1 par semaine)	18 litres.
Water-closets	27 litres.
Gaspillage inévitable	12,5
Total	112,5

Si l'on admet en outre que les animaux consomment 22 litres 1/2, et l'industrie autant, on arrive au chiffre moyen de 157 litres par jour et par habitant. Burkli en a demandé 190 pour Zurich. Certaines villes d'Allemagne en ont 150 à 170 (Kœnig et Poppe), quelques villes anglaises 142, et Southampton 252 (Grahn), New-York 3 à 400, Lille 100, Dijon 150, Toulouse 160, Paris 200 à 250, Marseille 500 (Arnould). Mais le besoin d'eau varie suivant les jours de la semaine et même suivant les heures de la journée. C'est le samedi qu'on en use d'habitude le plus et le dimanche le moins. On en use aussi beaucoup plus le jour que la nuit et les 2/3 de la dépense d'eau se font entre 8 heures du matin et 6 heures du soir. Enfin les mois de juin et de juillet dépassent sensiblement la moyenne de consommation, tandis que janvier et février ne l'atteignent pas (Kœnig et Poppe).

Les questions relatives à la composition et à la provenance, malgré leur importance capitale pour l'hygiène prophylactique, ne peuvent nous arrêter ici, et nous renvoyons, pour leur examen, à nos *Eaux de tal l*, volume n° 36 de cette collection. Nous appellerons cependant l'attention sur la distinction que l'on établit entre les eaux de boisson ou d'*alimentation* et les eaux de *consommation*. Ces dernières ne semblent pas exiger une stérilisation aussi soigneuse que les premières, puisque, en général, aucune goutte n'en est avalée. Mais il ne faut pas oublier que ces eaux servent au lavage des objets de cuisine, de la verrerie (souvent lavée à l'eau froide ou tiédie) et quelquefois aux soins de la toilette et de la bouche. Ainsi des 110 litres du tableau de Parkes cité plus haut (les 2 litres d'eau de boisson étant supposés parfaitement salubres), 17 sont stérilisés par l'ébullition (eau de cuisson et de lessive), 27 sont sans relations probables avec l'organisme (W. C.); restent donc 66 litres qui offrent une prise énorme à l'ensemencement par les microorganismes. Sans doute, tout le monde ne consomme pas 100 litres d'eau par jour; mais ici le danger provient, non de la quantité, mais de la multiplicité des usages. C'est pourquoi il faut autant que possible n'user que d'eaux parfaitement salubres ou tout au moins stérilisées par l'ébullition. Il existe au reste beaucoup de procédés de stérilisation faciles et peu coûteux que nous avons décrits dans notre *Hygiène de l'alimentation* (Alcan 1894). Disons cependant un mot d'un procédé très employé : la *filtration*. Pour une filtration réellement efficace, il importe que les filtres et les matières filtrantes soient eux-mêmes très fréquemment nettoyés et stérilisés. Le *filtre Chamberland*, par exemple, doit être nettoyé tous les deux ou trois jours. Si l'on néglige cette précaution indispensable, le préservatif devient rapidement illusoire et, loin d'empêcher la contamination, il la favorise en devenant pour les microorganismes un excellent milieu de culture. D'ailleurs est-il bien certain que le filtre présente aux toxines que sécrètent les microbes pathogènes une barrière suffisante? Le regretté docteur Dujardin-Beaumetz en doutait et nous partageons sa manière de voir.

La *distribution* de l'eau, faite, dans les maisons, par des canaux de petit calibre, est *continue* ou *intermittente*. La distribution continue est la meilleure, car l'eau, ne séjournant pas dans les réservoirs, habituellement négligés par le propriétaire, est moins exposée aux souillures. Mais ce procédé facilite le gaspillage, si l'on ne se résigne pas à employer le *compteur à eau*. La distribution intermittente comporte l'usage des réservoirs, plus ou moins mal entretenus, où l'eau croupit et se contamine. De plus, les réservoirs en métal (plomb, zinc, étain plombifère) produisent des sels extrêmement toxiques; les armatures de cuivre, les soudures augmentent le danger; il en est de même des peintures (même au minium de fer) qui recouvrent les réservoirs de fonte ou de tôle, et qui ont causé des cas d'intoxication saturnine. Quant aux robinets qui terminent les canaux de distribution, les meilleurs sont ceux du type Chameroy, à vis. Ils empêchent le gaspillage et préviennent les inondations, car ils ne donnent l'écoulement que d'un certain nombre de litres et s'arrêtent automatiquement; un nouveau tour de clef est nécessaire pour que l'écoulement recommence.

Il faut veiller avec soin sur les conduites d'eau et leurs dépendances et les protéger contre les gelées, qui amènent des ruptures et des inondations; si le froid menace, on fermera la communication et on videra entièrement les canaux de l'eau qu'ils peuvent contenir.

Enfin il est bon de séparer l'eau d'alimentation de celle qui irrigue les cabinets d'aisances, car les gaz des fosses, entraînant parfois des germes infectieux, peuvent refluer jusque dans les tuyaux d'amenée. Pour cela, le mieux, comme l'indique M. Arnould, est de couper la conduite au-dessus du réservoir qui aboutit à la cuvette des cabinets; tout danger d'infection de ce côté est ainsi écarté.

CHAPITRE VI

ÉLOIGNEMENT DES IMMONDICES

Les immondices résultent du séjour même de l'homme; elles proviennent de diverses sources, dont voici les principales :

a) *Excrétions*. D'après Lent, chaque individu donne, par jour, 100 grammes de fèces et 1,200 grammes d'urine; d'après Vierordt, 170 grammes de fèces et 1,700 grammes d'urine. Pettenkofer estime à 34 kilogrammes des premières, et à 428 kilogrammes des secondes les excrétions annuelles d'un individu moyen.

b). *Ordures ménagères.* Ce sont les débris de repas et de cuisine, les épluchures, les balayures, mêlés à des morceaux de papiers, des bouts d'étoffe, des fragments de porcelaine et de verrerie. Leur quantité moyenne annuelle par individu est d'environ 90 kilogrammes (Pettenkofer).

c). *Eaux ménagères.* On désigne sous ce nom les eaux de vaisselle, de lavage, de toilette; elles représentent plus de la moitié de la consommation totale d'eau, soit à peu près 20 mètres cubes par an.

Toutes les immondices, contenant des matières organiques, sont éminemment fermentescibles. Leur accumulation, la prolongation de leur séjour amènent rapidement des fermentations qui s'accusent par une odeur spéciale des plus désagréables. Bien que cette odeur ne semble pas toxique par elle-meme, comme le *poison fécal*, elle agit cependant, d'une manière détournée, sur l'activité de la nutrition. En outre les selles renferment un grand nombre de bactéries dont certaines sont pathogènes et c'est la souillure de l'eau de boisson et des aliments par les déjections qui communique le choléra, la fièvre typhoïde etc. Enfin les eaux de toilette offrent un sérieux danger de contagion quand elles proviennent d'individus atteints de rougeole, de variole, de diphtérie. Si l'enlèvement des immondices est, pour toutes ces raisons, indispensable dans une maison particulière, il est encore bien plus urgent quand il y a *encombrement.* L'encombrement en effet est le pouvoir que possède une agglomération d'hommes d'accumuler sur un point de la matière putride fécale, des excrétions cutanées et pulmonaires [1]. De l'encombrement et de la malpropreté qu'il entraîne, résulte cet état de misère physiologique qui précède de peu la dégénérescence scrofuleuse et la phtisie pulmonaire. Il est donc d'une absolue nécessité d'assurer l'éloignement des immondices. Il faut, suivant la formule du professeur Arnould, « expulser le plus rapidement et le plus complètement possible tous les matériaux d'excrétion et de déchet, et interdire

1. A. Arnould, *op. cit.*, p. 701.

absolument le retour de tout produit putride ». Le rejet des immondices comporte deux temps : *l'évacuation sur place* et *l'éloignement*.

1° L'évacuation doit viser à l'enlèvement immédiat et complet des déchets et à l'interception de tout courant gazeux pouvant introduire par les organes de décharge, dans l'atmosphère de la maison ou de l'appartement, des gaz putrides et des germes plus ou moins suspects ; une ventilation constante est aussi nécessaire pour activer l'oxydation des matières organiques.

L'organe de l'interception fut d'abord — il est encore trop souvent — le couvercle ou tampon de bois que l'on place tout uniment sur l'ouverture du tuyau de décharge. Tout aussi illusoires que cet appareil primitif sont les *valves* et *clapets*, dont la fermeture n'est jamais hermétique et ne garantit ni des souillures ni des odeurs putrides. Le meilleur et seul système d'interception est le siphon hydraulique en S couché (fig. 7). Toutefois, ce siphon doit être muni d'un *tampon de nettoyage* qui permet d'enlever les détritus capables de l'encrasser, et d'un *tampon d'absence* qui a pour but d'empêcher l'eau de garde de s'évaporer en laissant issue aux gaz intérieurs. Il faut, en outre, l'aérer, car ce siphon *se siphonne* lui-même aux moindres variations de pression. Cette ventilation se fait en *couronne* à l'arrière de la garde d'eau ; on branche ensuite un tuyau qui met en communication avec l'air extérieur. On applique le siphon hydraulique non seulement aux water-closets, mais aussi à l'évier, en le munissant d'une grille. L'évier, en pierre dure ou en fonte émaillée, avec une pente prononcée vers la bonde, doit être lavé, au moins une fois par jour, avec une solution désinfectante. On sépare quelquefois la graisse, qui peut obstruer le tuyau, de l'eau, soit par refroidissement entre la

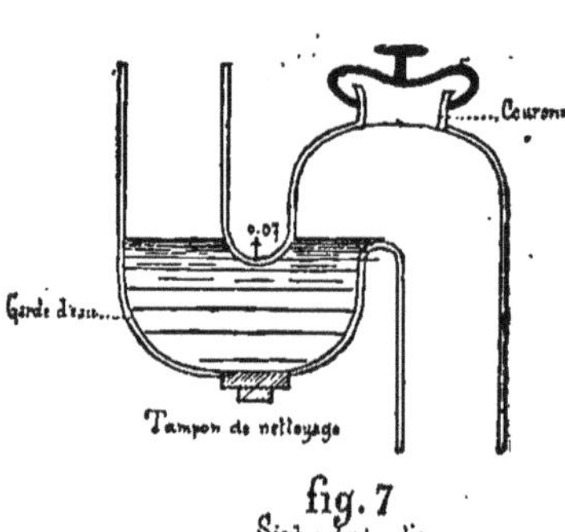

fig. 7
Siphon hydraulique.

bonde et le siphon, soit par la *trappe à graisse* de Tucker.

Les ordures ménagères sont déposées chaque jour, à Paris, dans des boîtes que la voirie vide, mais ces boîtes, mal entretenues, sont le siège de fermentations actives; elles devraient être étanches, aseptisées et hermétiquement closes. D'autre part, il est très fâcheux que les locataires soient obligés de garder pendant vingt-quatre heures leurs ordures ménagères. A l'aide d'un tuyau de décharge aboutissant à la « Poubelle » hermétique, on pourrait plus hygiéniquement les en débarrasser au fur et à mesure.

Au point de vue de l'évacuation des excrétions, la pièce la plus importante est le cabinet d'aisances. Il faut qu'il s'ouvre directement à l'air libre, soit largement aéré (et même ensoleillé), carrelé ou pavé en mosaïque, pour permettre de fréquents lavages, avec des murs imperméables, peints à l'huile ou stuqués. Dans les maisons particulières, le *siège* peut être en bois verni et ciré; mais, dans les maisons à appartements, on doit le préférer en grès ou en fonte émaillée. Pour les *latrines à la turque*, fréquentes dans les habitations collectives, il faut des *lunettes* simples, en fonte, un sol dallé, en pente, pour faciliter l'écoulement et les lavages répétés. Quant aux water-closets, le meilleur est le water-closets dépourvu de valve et de mécanisme compliqué, qui fonctionne par le jeu du siphon hydraulique et est ventilé en couronne; son eau vient d'un *réservoir de chasse* automatique ou à tirage. Le réservoir automatique s'amorce de lui-même et écoule son contenu à des intervalles fixes; il dépense beaucoup d'eau, mais est indispensable dans les cabinets d'aisances très fréquentés. Le réservoir à tirage est amorcé par une chaîne que l'on tire; un flotteur le ferme lorsqu'il a reçu la quantité d'eau nécessaire; comme il use peu d'eau, ce réservoir convient aux maisons particulières.

2° Les procédés d'éloignement des immondices sont au nombre de trois.

a) L'*abandon* consiste à déverser les immondices dans des puisards ou puits perdus. Mais ce procédé présente de graves inconvénients, car la vase organique finit par rendre imperméables les parois du puisard et les immondices refluent vers l'orifice, ou bien si les matières s'écoulent dans la nappe d'eau souterraine, elles peuvent empoisonner toute une région.

b) Le *collectionnement* à long terme ou à temps court.

La *fosse fixe*, récipient en maçonnerie auquel aboutit le tuyau de chute des latrines, est l'appareil du premier système. Cette fosse doit être, autant que possible, éloignée de l'habitation et munie de parois imperméables; ses dimensions doivent être telles qu'on soit obligé de la vider souvent, ce qui permet de constater son état. Ce système présente trois inconvénients : 1° en dépit de toutes les précautions ordinaires, des infiltrations se produisent toujours dans le sol, — au grand dommage des voisins, mais à la satisfaction des propriétaires qui font ainsi vider leur fosse moins souvent; 2° émanations malodorantes (acide carbonique, ammoniaque, hydrogène sulfuré, carbure d'hydrogène, acides gras, peut-être micro-organismes). On remédie à cet inconvénient au moyen d'un tuyau d'évent qui monte jusqu'au toit, adossé à une cheminée; mais on enveloppe ainsi la maison d'air impur. Un système meilleur serait d'empêcher la fermentation putride, mais le *sublimé* est dangereux et coûteux, l'acide phénique au 1/2000 insuffisant, quoi qu'en dise Parkes, et il faut une trop grande quantité de matières sèches absorbantes (4 kilogr. d'argile pour 1 litre d'urine) ; 3° la *vidange*, qui nécessite l'opération préalable du *brassage* des matières. Pendant ce brassage et au moment de la rupture de la croûte (chapeau), il se produit un dégagement très abondant de gaz putrides. La vidange se fait par *refoulement*, à l'aide d'une pompe foulante et d'un tonneau sur roues, ou par *aspiration*, avec des tonnes dans lesquelles on a préalablement fait le vide, ou avec une pompe, une machine à vapeur annexée à l'appareil. Le système Liernur (vidange pneumatique) généralise ce dernier procédé en supprimant la fosse particulière et en la remplaçant par un réservoir commun et terminal où les matières sont directement transformées en engrais. Ce système emploie la raréfaction mécanique de l'air, tandis que le système analogue Shom utilise au contraire l'air comprimé.

Le collectionnement à temps court a pour organe la *fosse mobile*, représentée soit par des tonnes contenant des matières absorbantes, soit par des tinettes du système diviseur. Les unes et les autres doivent être enlevées le plus souvent possible, tous les jours même. Les tonnes, remplies de résidus de filature et de tissage, de cendres, etc., et dans lesquelles on ne doit jamais vider d'eau, ont un grave défaut qu'a signalé le professeur Brouardel. En effet, comme le tuyau de chute est directement adapté au couvercle hermétiquement clos de la tinette, le cabinet d'aisances est constamment exposé au reflux des gaz putrides que les matières déplacent elles-mêmes en tombant. Le *système diviseur*, très usité à Paris, cherche à retarder la putréfaction des matières fécales en les privant d'eau et à simplifier la vidange en réduisant le volume à enlever de toute la partie liquide (urine et eau). Ce système utilise donc la *tinette filtrante* et le déversement à l'égout. Cette tinette est un cylindre de 80 à 90 centimètres de hauteur, divisée verticalement par une cloison percée de trous en deux compartiments inégaux. Les matières tombent dans le plus grand, et tous les liquides, filtrant à travers la cloison, passent dans le plus petit et, par un tuyau adapté à la partie inférieure, gagnent l'égout. Ce système est bon si le tuyau de chute et la conduite d'écoulement des liquides sont hermétiques, car l'espace voûté qui abrite les tinettes (et qui doit être à l'écart de la maison et de plain-pied avec la chaussée) n'a pas besoin de ventilation spéciale; il suffit de prolonger le tuyau de chute jusqu'au toit pour assurer le départ des gaz. Mais, d'autre part, le filtre de la tinette ne saurait être irréprochable. Ou bien il se bouche, grâce aux détritus, ne laisse plus écouler les liquides, et le système perd ainsi son principal avantage, ou bien, au contraire, grâce au délayage, il laisse tout passer (sauf les épluchures, os, débris de vaisselle, papiers, bouts d'étoffe, etc.) et n'est plus alors qu'une *forme hypocrite du tout à l'égout*.

c) L'*évacuation immédiate* consiste dans le départ instantané et la circulation continue des immondices, à l'aide d'une certaine quantité d'eau qui leur sert de véhicule. Le tuyau de chute débouche directement dans un égout qui emporte à distance, sans aucune stagnation, tous les matériaux de déchet. Nous ne pouvons étudier ici la question si complexe des égouts, qui demanderait, en raison de son importance hygiénique, des développements trop considérables. Nous dirons seulement que la canalisation des immondices comporte deux systèmes : 1° le système des *égouts unitaires* (ou du *tout à l'égout*), dans lequel la totalité des immondices, excrétions, déchets, eaux ménagères, eaux de rue, etc., est versée dans des canaux suffisants pour se prêter à l'évacuation simultanée de l'eau des pluies et des fontes de neige; 2° le système de la *canalisation à petite section (separate-system)* dans lequel les matières excrémentielles et les eaux ménagères sont versées dans des tuyaux de petit calibre, les eaux de rue et les eaux pluviales utilisant une autre canalisation.

Le meilleur de ces systèmes est assurément le tout à l'égout, qui évite la malpropreté des fosses fixes, les inconvénients divers, mentionnés plus haut, des fosses mobiles, les procédés coûteux de la désinfection, les dépotoirs, l'épandage, etc. Malheureusement, il n'est réellement praticable que dans les villes situées à proximité de la mer. Comme l'a montré Bouchardat, il crée dans les fleuves des atterrissements infects et empoisonne les cours d'eau. D'autre part, il représente une perte d'engrais considérable. Peut-être serait-il possible de parer à ce dernier inconvénient en améliorant le système diviseur, en employant les matières absorbantes sèches. Mais on ne saurait alors réaliser l'évacuation immédiate, si nécessaire à l'hygiène de l'habitation.

CHAPITRE VII

ORGANISATION DE L'HABITATION

On a aujourd'hui une tendance à revenir à la maison particulière, individuelle (cités ouvrières, Londres, Nancy, banlieue de Paris), et il faut l'encourager par tous les moyens possibles, car l'habitation particulière est plus saine, plus agréable, partant mieux entretenue, que l'appartement banal des maisons de rapport. Elle a encore l'avantage de resserrer les liens de famille, si facilement relâchables dans les grandes villes.

Dans les chapitres précédents, nous avons examiné les conditions hygiéniques de la construction et de l'orientation de la maison, les moyens de l'aérer, de la chauffer ou de la refroidir, de l'éclairer, de l'approvisionner d'eau et de la débarrasser de ses immondices. Il nous reste à voir comment il faut l'organiser pour se créer un logis agréable et commode tout en restant fidèle aux prescriptions de l'Hygiène.

Abstraction faite des caves, sous-sols, combles et greniers, dont le séjour est interdit, tous les étages sont également habitables. Toutefois, dans les grandes villes où les règlements proportionnent la hauteur des maisons à la largeur des rues, les propriétaires peu scrupuleux se rattrappent en multipliant les étages. A Paris, la tolérance est de $2^m,50$ à $2^m,60$. Ce n'est pas assez; il faut 3 à 4 mètres de hauteur. Les rez-de-chaussée élevés sur cave sont salubres à la condition que le cubage de place et l'aération y soient suffisants; mais, dans les grandes villes, ils sont rarement habitables à cause de l'étroitesse des rues qui interdit l'accès du soleil; en outre, ils sont sombres, humides et reçoivent les souillures des étages supérieurs. L'entresol est généralement trop peu élevé et partage certains inconvénients du rez-de-chaussée, surtout quand il donne sur cour. Quant aux autres étages, ils sont bons si l'on peut faire abstraction des fatigues imposées par la montée et la descente fréquentes des escaliers. Ces escaliers (en pierre plutôt qu'en bois, pour permettre le lavage) doivent être clairs, larges, à pente douce et à marches égales. Malheureusement, les architectes, comme le constate M. Arnould, semblent ne pas savoir construire les escaliers, — à moins que les propriétaires, pour gagner de l'espace, ne soient les véritables auteurs de ces cages en boyau et à pente raide. Les paliers et corridors doivent être également clairs et bien aérés, car ils servent de tampon entre le dehors et l'appartement proprement dit. Il faut laver le plus souvent possible avec des éponges imbibées de solutions antiseptiques (eau phéniquée ou boriquée) les murs peints à l'huile.

Salle à manger. — L'exposition est assez indifférente, le nord ou le nord-est sont cependant préférables; il faut qu'elle ouvre à l'air libre; on doit l'aérer souvent, surtout après le repas, pour chasser les odeurs culinaires. Les tentures seront supprimées, car ce sont des nids à microbes.

Cabinet de travail. — De $3^m,50$ à 4 mètres de hauteur,

avec une bonne ventilation automatique. Le Dr Riant conseille l'exposition à l'est; on ouvrira les fenêtres, pour aérer, chaque fois que l'on sort. Eviter les tapis, les tentures, l'amoncellement des tableaux et des bibelots qu'il est impossible de bien nettoyer. Les bibliothèques ouvertes sont préférables aux bibliothèques vitrées.

Chambre à coucher. — Nous avons vu le cubage de place nécessaire; ce cubage règle le nombre de fenêtres indispensables. Cette pièce doit être tout particulièrement bien ventilée. On fera une flambée en hiver; on ouvrira fréquemment les fenêtres, surtout le matin; on veillera particulièrement à l'aération du lit. Eviter les alcôves, les rideaux de lit, les tentures, les draperies. Le bon goût y répugne autant que l'hygiène.

Cabinet de toilette. — Il doit ouvrir à l'air libre, être dallé ou pavé en mosaïque, avoir des murs peints à l'huile, afin de permettre les lavages fréquents. Pour la *salle de bain*, on emploiera des matériaux étanches afin d'éviter l'humidité. Le nécessaire de toilette sera simple sans tous ces flacons, ces pots, ces boîtes, encombrants et inutiles. « Tout cela, dit M. Arnould, tient de la place, recueille la malpropreté et pue. »

Lingerie. —Il est bon d'avoir une lingerie ou un vestiaire séparé, clair, bien aéré, où les vêtements et le linge soient constamment *aseptisés*.

Cuisine. — L'exposition au nord est la meilleure; elle doit prendre l'air directement par une grande fenêtre, munie de châssis mobiles. Le fourneau et la cheminée auront un excellent tirage à cause de la production de gaz toxiques (CO^2,CO). Le dallage, les carreaux de revêtement, les murs peints à l'huile, l'évier seront très fréquemment lavés avec une solution antiseptique. Il ne faut jamais placer la cuisine au sous-sol.

Cabinet d'aisances. — Nous avons précédemment indiqué (chap. VI) son organisation.

Enfin Putzenys conseille l'installation d'une *chambre de malade* à carreaux vernissés pour faciliter la désinfection et placée de manière à ne pas communiquer avec le reste de l'habitation. Cette idée est excellente, mais d'une application difficile. On peut se contenter d'une stérilisation parfaite de tous les objets ayant servi aux malades. Enfin il importe de ne prendre possession d'un appartement qu'après l'avoir fait désinfecter. A Paris, les *étuves municipales* rendent à cet égard de grands services.

Quant au genre des meubles, nature du bois, forme, etc., ils sont facultatifs. La seule règle à leur égard, comme à l'égard de toute la maison, est le nettoyage rigoureux et constant. Mais il faut éviter l'*époussetage*, qui ne fait que déplacer la poussière, et lui substituer l'*essuyage* avec un linge ou, si cela est possible, une éponge imbibée d'une solution antiseptique. Cette éponge, passée tous les jours, remplacera avantageusement les lavages à grande eau qui mettent trop d'humidité et provoquent souvent les fermentations au lieu de les arrêter.

Ce n'est qu'en remplissant suffisamment ces multiples conditions que l'habitation peut constituer un milieu artificiel favorable au bon fonctionnement de notre organisme.

TABLE DES MATIÈRES

PAGES

INTRODUCTION

Coup d'œil sur l'histoire de l'habitation........................ 1

CHAPITRE PREMIER

L'habitation et le milieu extérieur.............................. 6

CHAPITRE II

Ventilation.. 11

CHAPITRE III

Chauffage et refrigération....................................... 16

CHAPITRE IV

Éclairage.. 20

CHAPITRE V

Approvisionnement d'eau.. 24

CHAPITRE VI

Éloignement des immondices....................................... 26

CHAPITRE VII

Organisation de l'habitation..................................... 32

Angers. Imp. A. Burdin et Cie

LIVRES DE RÉCRÉATION ET D'INSTRUCTION

à DIX et QUINZE centimes

(Suite)

BIBLIOTHÈQUE LITTÉRAIRE

DES ÉCOLES ET DES FAMILLES

(Honorée d'une souscription du Ministère de l'Instruction publique.)

Le volume : **Dix centimes.**

(Franco par la poste : 1 volume 15 centimes, 2 volumes 25 centimes).

EXTRAIT DU CATALOGUE DES CENT VOLUMES EN VENTE :

André Chénier : Poésies (1 vol.). — *J. J. Rousseau* : Œuvres choisies (1 vol.). — *Mme de la Fayette* : La Cour de France au XVIIe siècle (1 vol.). — *Mme de Staël* : de l'Allemagne (1 vol.). — *Poètes contemporains* : Banville, Richepin, Daudet, Hérédia, Arène, etc. (1 vol.). — *François Coppée* : Nouvelles (1 vol.). — *Alphonse Daudet* : Souvenirs et Nouvelles (1 vol.). — *Jules Simon* : Colas, Colasse et Colette (1 vol.). — *Vte E.-M. de Vogüé* : Le chemin de fer transcaspien (1 vol.). — *Mme Beecher-Stowe* : La Case de l'Oncle Tom (1 vol.).

RÉCITS

DES

GRANDS JOURS DE L'HISTOIRE

Le volume QUINZE centimes

(Franco par la poste : 1 volume 20 centimes, 2 volumes 35 centimes)

Tous les volumes sont illustrés

EXTRAIT DU CATALOGUE DES CINQUANTE-DEUX VOLUMES EN VENTE :

Deux Étapes du retour de l'île d'Elbe, par Henry Houssaye (1 vol.).
La Machine infernale de Fieschi, par Maxime du Camp (1 vol.).
L'Affaire du Collier de la Reine, par Lafont d'Aussonne (1 vol.).
La Banque de la Rue Quincampoix, d'après Saint-Simon, Duclos, etc. (1 vol.).
La prise de l'Hôtel de Ville (31 octobre 1870), par Alfred Duquet (1 vol.).
La Révolution de 1848, d'après un récit de M. Thiers (1 vol.).
Charlotte Corday et Marat (1 vol.).
Napoléon prisonnier, par le Comte de Las Cases (1 vol.).
Les empoisonnements de la Brinvilliers (1 vol.).

Le Catalogue complet de ces collections est envoyé gratis et franco à toute personne qui nous en fait la demande par lettre affranchie.

BIBLIOTHÈQUE SCIENTIFIQUE DES ÉCOLES ET DES FAMILLES

CONDITIONS DE VENTE

CHEZ TOUS LES LIBRAIRES
MARCHANDS DE JOURNAUX
ET DANS LES GARES
LE VOLUME : 15 CENTIMES

Franco par la poste en s'adressant à M. Henri GAUTIER, Éditeur, 55, quai des Grands-Augustins, Paris.
Un volume : 20 centimes ; 2 vol., 35 centimes ; 25 vol., 4 francs.

VOLUMES EN VENTE

1. **La Photographie**, les appareils et leur usage, par A. et L. Lumière.
2. **Les Fourmis**, par H. Mercereau.
3. **Les Travaux de M. Pasteur**, par Gustave Philippon.
4. **Les Parfums**, par H. Coupin.
5. **Neige et Glaciers**, par C. Vélain.
6. **Lavoisier, sa vie, ses travaux**, par H. Mercereau.
7. **Les Ballons**, par Capazza.
8. **Sucres, Sucrerie et Raffinerie**, par A. Hébert.
9. **Les Animaux travailleurs**, par Victor Meunier.
10. **Les Plantes vénéneuses**, par L. Duclos.
11. **La Soie, soie naturelle, soie artificielle**, par H. Mercereau.
12. **Les Impôts sous l'ancien Régime**, par L. Prévaudeau.
13. **La Photographie**, développement et tirage, par A. et L. Lumière.
14. **Le Collectionneur d'insectes**, par Henri Coupin.
15. **L'Éclairage électrique**, par E. Dumont.
16. **L'Industrie de l'alcool**, par A. Hébert.
17. **Les Microbes de l'air**, par R. Cambier.
18. **La Fièvre, théories anciennes et modernes**, par le Dr Garran de Balzan.
19. **Le Diamant**, par H. Mercereau.
20. **La Céramique et la Verrerie à travers les âges**, par Ch. Quillard.
21. **Hygiène du Chauffage et de l'Éclairage**, par N. Gréhant.
22. **Les Impôts depuis la Révolution**, par L. Prévaudeau.
23. **Les Pierres tombées du ciel**, par Stanislas Meunier, prof. au Muséum.
24. **Le Soleil**, par Charles Martin.
25. **Le Croup**, par le Dr Lesage.
26. **Les Travaux d'Édison**, par E. Dumont.
27. **Les Voitures sans chevaux**, par E. Dumont.
28. **Iles et Récifs madréporiques**, par Edmond Perrier, de l'Institut.
29. **La Chimie de la table**, par X. Rocques, expert-chimiste.
30. **L'Or**, par H. Mercereau.
31. **La Poste aérienne à travers les âges**, par Ch. Sibillot.
32. **Les Étoiles**, par Ch. Martin.
33. **Le Surmenage moderne et la Neurasthénie**, par le docteur Azevedo.
34. **Le Fer**, par R. Jagnaux.
35. **L'Allaitement**, par le docteur Perrier.
36. **Les Eaux de table**, par le Dr Laumonier.
37. **Les Engrais chimiques**, par E. Roux.
38. **Les Vers parasites de l'homme**, par Chatin.
39. **Le Vin**, par A. Hébert.
40. **Le Pigeon messager et ses applications**, par Ch. Sibillot.
41. **Les Cyclones**, par L. Besson.
42. **L'Hygiène de la Table**, par X. Rocques.
43. **Cyclisme et Cyclistes**, par H. de Graffigny.
44. **Le Ciel**, par Charles Martin.
45. **Les Éléments de la Céramique** et de la **Verrerie**, par Ch. Quillard.
46. **Les Tremblements de Terre**, par Victor Meunier.
47. **Les Pierres précieuses**, par P. Gaubert.
48. **L'Hygiène de l'Habitation**, par le Dr Laumonier.
49. **La Navigation à voiles et à vapeur**, par Michel-Jules Verne.
50. **Perles et Pêcheries**, par H. Mercereau.
51. **Les Cures d'Eaux**, *Vichy et Stations similaires*, par le Dr J. Laumonier.
52. **Les Bains de Mer**, par le Dr J. Laumonier.
53. **Un Fléau social, l'Alcoolisme**, par le Dr Legrain.
54. **La Planète Mars**, par C. Flammarion.
55. **Maladies et Moyens de Défense**, par le Dr A. Dammler.
56. **Le Sel**, par M. Arsandaux.
57. **Les Rayons X**, par Paul Philippon.
58. **Le Cuir**, par M. Lamay.
59. **Les Continents disparus**, par H. Gubos.
60. **L'Alimentation des Plantes**, leur nourriture, par E. Roux.
61. **La Photographie positive sur verre et les projections lumineuses**, par G. Philippon.
62. **Les Poisons minéraux**, par E. Tassilly.
63. **La Mécanique du Cœur**, par Ch. Contejean.
64. **La Race bovine**, par M. Brocchi.
65. **Le Fond de la mer**, par J. Girard.
66. **La Culture Maraîchère**, par E.-A. Spoll.
67. **La Mosaïque**, par E. Laurencin.
68. **Les Habitants des Mers anciennes**, par E. Gubos.
69. **La Peste**, par le Dr Laumonier.
70. **La Bière**, par A. Hébert.
71. **Le Sang**, par le Dr Azevedo.
72. **Les Poules**, par E.-A. Spoll.
73. **Traitement de la Phtisie pulmonaire**, par le docteur Lenay.
74. **Les Volcans**, par Ch. Martin.
75. **La Vigne**, *Sa culture, Ses maladies*, par E.-A. Spoll.
76. **Les Remèdes nouveaux**, par L. Duclos.
77. **La Galvanoplastie**, par H. Mercereau.
78. **La Fabrication des Poteries**, par Ch. Quillard.
79. **La Photographie positive sur verre et les projections**, par G. Philippon.
80. **Les Abeilles**, par Ch. Martin.
81. **Les Poisons organiques**, par Eugène Tassilly.
82. **Le Soufre et l'acide sulfurique**, par H. Arsandaux.
83. **Les Nids**, par Charles Martin.

Angers. — Imp. A. Burdin et Cie, 4, rue Garnier.

www.ingramcontent.com/pod-product-compliance
Ingram Content Group UK Ltd.
Pitfield, Milton Keynes, MK11 3LW, UK
UKHW021957260726
13994UKWH00004B/1803